AF243240

TRAITÉ

DES

SUBSTANCES

ALIMENTAIRES

**Leurs propriétés et leur influence
sur la santé et la vie.
Alimentation des enfants, des adultes,
des vieillards, des sanguins, bilieux,
nerveux, affaiblis et même réputés
incurables.**

Prix : 25 c.

PARIS.

DESLOGES, ÉDITEUR,

RUE CROIX-DES-PETITS-CHAMPS, 4.

—

1857.

AU LECTEUR.

Dans notre siècle des lumières, la science a encore beaucoup de progrès à faire pour perfectionner le bien-être moral et matériel de l'humanité.

Les savants se moquent de l'homme simple qui croit aux sorciers, quand eux-mêmes sont imbus de préjugés et d'erreurs dont la simple nomenclature remplirait un gros volume.

Les hommes ne sont que ce qu'on les faits. Ils ne savent que ce qu'on leur apprend ; qui guide les peuples ? qui a produit les désastres sociaux dont notre siècle a encore été épouvanté ? des savants ; en compulsant leurs œuvres nous voyons disettes, famines, misères du corps et de l'esprit.

La nature pourvoit abondamment à tous nos besoins et si les peuples éprouvent tant de privations, c'est que la science, dans certains cas, est trompeuse ; une partie de la science n'est qu'un joujou de l'esprit et si on y attache un si grand prix, c'est qu'elle est très coûteuse, très difficile à enseigner et à apprendre, et comme elle n'est à la portée que du petit nombre c'est pour cela que ceux qui la possèdent y attachent un si grand prix.

Le vrai savant n'est pas le phrasier verbeux qui sait démontrer au vulgaire que le *bien* est le *mal* et que le *mal* est le *bien*, etc. Non, le vrai savant est celui qui sait le mieux faire féconder la terre, obtenir de ses produits, en qualité et en quantité, la plus grande masse possible et qui par la connaissance de l'influence et des propriétés des substances alimentaires sait d'un homme débile en faire un homme robuste, et d'un homme trop sanguin, bilieux, nerveux, etc., établir un parfait équilibre dans toutes ses facultés.

C'est en vue de populariser la plus importante des connaissances, car tout le monde mange et mange tous les jours, que nous avons publié :

LA CUISINE HYGIÉNIQUE, CONFORTABLE, ÉCONOMIQUE,
A l'usage de toutes les classes de la société.

Un vol., prix : 1 fr.; *franco*, 1 fr. 20 c. — Paris, DESLOGES' rue Croix des Petits-Champs, 4, et chez tous les Libraires.

PROPRIÉTÉ DES SUBSTANCES ALIMENTAIRES.

Toutes nos misères sont le résultat de notre inintelligence et de notre ignorance.

DESLOGES.

Hygiène des organes de la digestion.

L'appétit, la *faim* nous indiquent le besoin d'aliments, la *soif* le besoin de boisson ; nous devons satisfaire ces besoins chaque fois qu'ils se présentent, à moins qu'ils ne viennent d'une pensée de sensualité ou d'une mauvaise habitude ; la faim subite et dévorante, appelée *faim-valle,* le désir de manger du plâtre, de la cendre, etc., sont des symptômes nerveux que l'on guérit comme toutes les maladies nerveuses.

Les aliments, avant d'être soumis à la *mastication,* sont explorés par l'*odorat* et par le *goût,* qui nous indiquent leurs qualités utiles ou nuisibles ; lorsque leur odeur et leur saveur nous ont semblé agréables, les dents les broient et la salive les humecte. Il n'y a pas de bonne digestion possible sans une mastication et une insalivation complète. Dans l'estomac, les aliments s'humectent encore d'avantage, puis parcourent toute la longueur des intestins. Pendant ce trajet ils se mêlent avec la bile, et les petits vaisseaux qui tapissent les intestins en pompent tout ce qui peut servir à la nourriture du corps.

Les repas doivent, autant que possible, être pris à la même heure ; *le nombre de repas* doit varier d'après les âges, les climats, les tempéraments, les professions, etc. Les enfants, les convalescents, les personnes qui ont un tempérament nerveux, doivent faire quatre petits repas; les vieillards, les personnes grasses, celles qui ont un tempérament sanguin, celles qui ont des habitudes sédentaires, et celles qui habitent un climat chaud doivent faire deux repas peu copieux. Celles qui mènent une vie fatigante, qui sont maigres, faibles, ou pâles, et celles qui habitent une contrée froide, doivent faire trois repas copieux.

Lorsqu'on abuse des aliments, la digestion est difficile et accompagnée d'une espèce d'engourdissement ; il en résulte toujours ou la diarrhée, ou une plénitude générale qui peut amener toutes les inflammations, ou un hébètement, un abrutissement complet.

Parmi les vases qui servent à la préparation des aliments, il faut surveiller surtout les vases de cuivre, de cuivre étamé, de zinc ; ceux d'argent, de verre, de porcelaine, de faïence, de terre, sont les plus sûrs ; mais on peut se servir aussi sans inconvénient de ceux de ferblanc et de fer battu. Ces derniers colorent en noir les artichauts, les lentilles, etc.

NOURRITURE VÉGÉTALE.

Elle pourrait suffire à l'existence dans un climat chaud et dans un air pur ; dans tout autre cas, les forces diminueraient et toutes les fonctions tomberaient en langueur. Cependant, ce régime est nécessaire à toutes les personnes sanguines, au printemps, en été, et dans toutes les maladies inflammatoires.

Parmi les aliments végétaux, il y en a que l'on appelle **FÉCULENTS**, à cause de la fécule qu'ils contiennent ou qui les compose en totalité ; ce sont les haricots, les lentilles, le blé, le seigle, le riz, l'orge, le gruau, le maïs, le sarrazin, le millet, les fèves, le sagou, le tapioca, l'arow-root, le salep, la fécule, les marrons, les châtaignes, les pommes de terre, le lichen d'Islande, la semoule, le vermicelle, le macaroni et toutes les pâtes.

Toutes ces substances sont très nourrissantes et se digèrent facilement. Plus on les a fait fermenter, plus leur passage dans les intestins est rapide ; leur digestion augmente très peu la chaleur animale et la circulation. Elles diminuent l'activité vitale, tout en accumulant des sucs nutritifs ; c'est pourquoi les personnes qui se nourrissent presque exclusivement de ce genre d'aliment engraissent beaucoup, mais deviennent pâles et inactives. Les féculents conviennent surtout aux enfants que l'on sèvre, aux femmes délicates dont l'estomac est irritable, et dans la convalescence de la plupart des maladies.

En France, le pain est la base de l'alimentation ; cependant les paysans du midi de la France, d'une partie de l'Italie et de l'Allemagne ne se nourrissent que de millet ou de maïs cuits dans l'eau.

Les *graines légumineuses*, comme les haricots, les pois, les lentilles, les fèves, sont enveloppées d'une peau qui est très rebelle à l'action de l'estomac, aussi causent-elles des vents aux personnes faibles. Les estomacs délicats ne doivent faire usage de ces aliments qu'après les avoir privés de leur enveloppe et réduits en purée.

Les châtaignes contiennent, outre la fécule, une matière sucrée abondante ; c'est un des aliments les plus utiles et les plus nourrissants ; une grande partie de la population de la Dordogne, de la Corrèze, de la Vienne et de la Charente s'en nourrissent pendant plusieurs mois de l'année.

Graines huileuses. Elles sont composées de fécule et d'huile ; les amandes douces et amères, la noix, la noisette, les faînes, la noix du cocotier, le cacao, les graines d'huile d'œillette, le colza, la navette, etc., sont les plus usitées.

Elles agissent comme les aliments féculents, mais elles sont plus nourrissantes et plus difficiles à digérer.

Les amandes amères et celles de pêcher, de cerisier, d'abricotier, de prunier, doivent leur saveur à une très petite quantité d'acide prussique.

Le cacao en nature se digère difficilement, mais lorsqu'il est uni au sucre et à la vanille ou à la canelle, il devient un très bon aliment.

ALIMENTS GOMMEUX ET MUCILAGINEUX. — Ce sont les légumes et les fruits. Cette classe d'aliments excite peu l'estomac ; ils parcourent rapidement les intestins en donnant peu de matière nutritive ; le résidu qu'ils fournissent aux selles est très abondant. Aussi les femmes, qui, à cause de leur vie sédentaire, vont difficilement à la garderobe, font bien de se nourrir de légumes et de fruits pendant quelques jours ; on peut ainsi remplacer les lavements qui soulagent momentanément, mais qui rendent la constipation plus opiniâtre en augmentant la paresse et l'atonie du gros intestin.

La guérison de la *constipation* sera encore plus assurée, si pendant plusieurs jours de suite, à la même heure, on se présente à la garde-robe ; cette fonction finira par se mettre sous l'empire de l'habitude et se dérangera difficilement.

L'alimentation exclusivement mucilagineuse convient à très peu de personnes, car elle amène à sa suite un relâchement dans tous les tissus, une diminution dans l'énergie de toutes les fonctions. Les femmes sanguines ou irritables, et celles qui ont une maladie de foie ou d'estomac s'en trouvent très bien ; mais les tempéraments lymphatiques doivent rechercher une nourriture plus subtantielle.

Les aliments mucilagineux les plus usités sont : les aubergines, les asperges, les artichauts, la betterave, les cardes, les cardons, les carottes, le céleri, les champignons, la chicorée, les choux, choux-fleurs et choux de Bruxelles, les concombres, les épinards, le giraumon ; la laitue, la mâche, le navet, l'oseille, le panais, les patates, le pissenlit, le poireau, le potiron, le raifort, la raiponce, les salsifis, le scorsonère, les topinambours et les truffes.

De toutes les préparations qu'on leur fait subir, la plus nourrissante est la cuisson au jus de viande, à la graisse ou au beurre ; lorsqu'on en fait usage en salade, ils ne sont rafraîchissants que si l'on y met une très petite quantité de vinaigre, de poivre, de sel et d'herbes aromatiques. Les champignons et les truffes sont les plus difficiles à digérer.

La préparation de choux nommée *choucroûte*, quoique très nourrissante, ne convient pas aux estomacs délicats.

Les *fruits* ont beaucoup d'analogie avec les aliments précédents ; ils contiennent aussi du mucilage, mais il est uni à beaucoup de sucre et quelquefois à un acide. Les fruits sont plus nourrissants lorsqu'ils sont desséchés ; aussi les figues, les dattes, les raisins secs, les pruneaux restent plus longtemps dans l'estomac. Ceux qui sont âpres, comme le coing, sont utiles dans les faiblesses d'estomac, les diarrhées prolongées. Les fruits acides, comme les oranges, les citrons, les groseilles, pendant les grandes chaleurs, mais il n'en faudrait pas faire un usage habituel, à cause de l'action nuisible qu'ils pourraient avoir sur les dents et sur l'estomac.

Quelques espèces de poires, de prunes et de cerises sont un peu acides ; d'autres sont mucilagineuses et sucrées, comme les abricots, les pêches, le raisin, les fraises, les framboises, les mûres, le cassis, les ananas, le melon, les brugnons, les figues, les dattes, les groseilles à maquereau.

Les fruits conviennent en général à tous les tempéraments, mais ceux qui ont l'estomac faible doivent en manger fort peu, à cause de la diarrhée qu'ils pourraient leur causer. Les femmes nerveuses et irritables ont de la répugnance pour les fruits acides ; et, en effet, ils leur sont contraires, tandis qu'ils conviennent aux tempéraments bilieux ou sanguins.

Les fruits doux et sucrés sont utiles aux personnes nerveuses, tandis qu'ils peuvent nuire aux tempéraments lymphatiques.

Cette classe d'aliments ne pourrait jamais suffire à la nourriture dans nos climats tempérés ; mais en Asie et en Amérique, il y a des peuplades entières qui s'en nourrissent exclusivement.

On fait subir aux fruits différentes préparations ; les conserves à la méthode d'Appert sont les meilleures ; les confitures et les gelées, tout en ayant les propriétés des fruits qui ont servi à les composer, agissent surtout par le sucre qu'elles contiennent.

Les glaces et les sorbets donnent du ton à l'estomac en le faisant réagir contre le froid qu'elles causent ; mais lorsqu'il n'est pas capable de réaction, elles peuvent causer des indigestions et beaucoup d'autres accidents. En général, on ne devrait prendre que des quarts de glace à la fois.

Toutes les *sucreries* ont l'inconvénient de dégoûter des aliments salés et de faire perdre l'appétit. Prises en petite quantité, et seulement au dessert, elles facilitent la digestion, mais c'est entre le repas surtout qu'elles sont nuisible. Les enfants qui en prennent une grande quantité pâlissent, maigrissent et vont difficilement à la selle.

NOURRITURE ANIMALE.

Elle se compose de plusieurs classes d'aliments, dont l'action est tout à fait différente.

Laitages. Le lait de brebis est très épais, très nourrissant : on s'en sert surtout pour faire les fromages de Roquefort ; ensuite vient le lait de chèvre, puis le lait de vache ; après lui le lait d'anesse et le lait de femme, dont la composition est à peu près la même ; enfin, le lait de jument, qui contient moins de crème encore que les précédents.

Le lait en nature agit sur les personnes qui en font habituellement usage, comme les aliments mucilagineux, mais il nourrit d'avantage ; il convient parfaitement aux femmes nerveuses, à celles dont l'estomac est irrité et dont les digestions sont pénibles ; on l'emploie aussi avec avantage dans presque toutes les maladies chroniques.

Dans les grandes villes, le lait est souvent altéré par les marchands, et perd ainsi ses bonnes qualités ; il peut même devenir nuisible quoique pur, parce que la plupart des vaches des nourrisseurs, épuisées par une sécrétion de lait trop abondante, deviennent poitrinaires.

Le beurre, la crème, le fromage frais ont la même action que le lait ; mais lorsque ces substances ont subi des préparations, elles changent de propriétés. Ainsi les Tartares font une boisson enivrante avec le lait de jument fermenté ; les fromages salés de Brie, d'Auvergne, de Chester, de Gruyère, de Roquefort, etc., sont d'autant plus excitants qu'ils ont une saveur plus forte, et d'autant plus difficiles à digérer qu'ils sont plus compacts.

Les *poissons* frais conviennent parfaitement aux estomacs délicats et irritables ; cependant il y en a dont la digestion est difficile ; ce sont, parmi les poissons de rivière : le saumon, la truite, l'esturgeon, l'anguille, la lamproie, la brême, la tanche ; et parmi les poissons pêchés dans la mer : le marsouin, le dauphin, le thon, le maquereau, la raie. Les autres se digèrent facilement, ce sont : le brochet, la carpe, la perche, le barbeau, la loche, la bondelière, la vandoise, le goujon, l'ombre, la lotte et l'alose ; puis, parmi les poissons qu'on pêche toujours dans la mer, le merlan, l'éperlan, la limande, le rouget, la sole, le turbot, la dorade, la morue fraîche, les harengs et les sardines fraîches.

Les poissons salés ne conviennent qu'aux personnes robustes et dont les digestions sont faciles ; ils sont très nuisibles à celles qui ont une maladie de peau quelconque : dartres, boutons, plaies, etc.

ALIMENTS ALBUMINEUX. — On les nomme ainsi à cause de l'albumine ou blanc d'œuf qui les compose en grande partie ; ce sont : les huîtres, les moules, les œufs ; le cerveau, le foie, le sang de tous les animaux, le riz de veau. Ils agissent comme les poissons, et conviennent parfaitement aux estomacs irritables, aux convalescents, aux personnes sédentaires, enfin à toutes celles qui font peu d'exercice et ont besoin de peu réparer.

Les moules sont quelquefois difficiles à digérer ; les œufs durs, les omelettes trop cuites ont aussi causé des indigestions aux personnes faibles.

LES ALIMENTS GÉLATINEUX sont : la tortue, la grenouille, les limaçons, la tête de veau, le pied de veau, les tendons et la chair de tous les jeunes animaux. Ils sont plus nourrissants que ceux des classes précédentes, mais l'estomac ne peut pas en digérer une grande quantité à la fois, à cause de leur viscosité ; ils causent souvent la diarrhée.

LES ALIMENTS FIBRINEUX. — C'est la chair musculaire des animaux adultes : alouette, bécasse, bécassine, becfigue, bœuf, brebis, chapon, caille, canard, cerf, chevreuil, cochon, coq, coq-de-bruyère, daim, faisan, dindon, étourneau, lapin, lièvre, mauviette, merle, mouton, oie, ortolan, outarde, paon, passereau, perdrix, pigeon, pintade, poularde, poule, sanglier, taureau.

La viande de tous ces animaux, rôtie, grillée, ou cuite dans son jus, est de tous les aliments le plus nourrissant, et celui dont la digestion est la plus longue.

Cette nourriture convient à toutes les femmes pâles, épuisées par des maladies longues ou des pertes de sang ; elle a souvent suffi, avec l'exercice au grand air, pour guérir des maladies nerveuses qui avaient résisté à tous les traitements. Il arrive un moment dans toutes les maladies chroniques susceptibles de guérison, et surtout dans les gastrites et les entérites, où l'emploi de ce régime peut être suivi d'une guérison rapide et sûre. Mais les femmes sanguines, sujettes à des étourdissements et à des inflammations, doivent être très-réservées sur l'emploi de ces aliments.

Le porc et ses préparations ne conviennent guère aux

femmes, à moins qu'elles ne mènent une vie excessivemen
active et que leur digestion ne soit très-rapide.

Toutes les sauces et inventions de l'art culinaire pou
varier le goût des viandes, sont nuisibles à la santé ; elle
nuisent à l'estomac d'abord ; puis, en provoquant trop sou
vent les jouissances sensuelles du goût, elles nuisent né
cessairement au développement de l'intelligence, à l'exer
cice des plus nobles facultés de l'âme ; tous les gourmand
sont égoïstes et matériels.

LES ASSAISONNEMENTS sont nécessaires pour faciliter la
digestion de certains aliments, mais on doit être très-
réservé dans leur emploi ; ils ne peuvent guère convenir
qu'aux tempéraments lymphatiques, aux vieillards, ou aux
femmes qui mènent une vie très-fatigante, ou dans les
chaleurs excessives. Ils sont toujours nuisibles aux tempéraments sanguins ou bilieux, aux femmes jeunes, et à
celles qui allaitent un enfant.

Les plus actifs sont le poivre, le gingembre, le pimen',
le girofle, la vanille, la muscade, la cannelle ; on peut user
avec plus de sécurité de l'ail, de l'oignon, de la civette,
du poireau, de la ciboule, de l'estragon, du coriandre, de
l'échalotte, du persil, du cerfeuil, de la badiane, de la
pimprenelle, du safran, de l'anis, du laurier sauce, du cu-
min, de la moutarde, des cornichons, des câpres, des ca-
pucines, des tomates, du citron et du vinaigre. Mais il ne
faut jamais s'en faire une habitude.

Le sucre, le sel, l'huile, le beurre, la graisse, le miel,
sont d'un usage journalier et rendent les plus grands ser-
vices, si l'on n'en fait pas un usage abusif.

Toute personne connaissant l'influence et les propriétés
des denrées alimentaires peut, jusqu'à un certain point,
modifier son tempérament, ses facultés, etc. ; ainsi, par
une alimentation raisonnnée, l'obésité ne se produira pas,
l'extrême maigreur peut faire place à l'embonpoint, un
sujet lent, lourd, peut devenir vif et alerte, une personne
pâle et à teint plombé peut obtenir un teint frais et conserver l'apparence et les facultés viriles jusque dans un âge
fort avancé.

BOISSONS.

La soif nous indique le besoin d'introduire un liquide
dans l'estomac. L'eau est certainement la boisson la

plus saine qui existe. Les femmes catalanes ne boivent que de l'eau et sont renommées pour leur fraîcheur, leur santé. Cependant, lorsqu'on habite une grande ville, ou lorsqu'on respire un air malsain, on doit faire usage d'une boisson plus excitante. L'eau de puits, l'eau qui provient de la fonte de la neige ou de la glace, l'eau des étangs ou des marais, et celle qui a la moindre saveur ou la moindre odeur, ne doivent jamais servir pour boisson.

Le *vin*, mélangé de deux tiers d'eau, est une boisson qui convient à presque tous les tempéraments.

La *bière*, lorsqu'elle est bien préparée, est une boisson salutaire en été ; elle donne beaucoup d'embompoint aux personnes qui en font usage.

Le *cidre* ne convient pas à tous les estomacs ; il cause quelquefois des aigreurs, des éructations, de la diarrhée.

Toutes les autres boissons fermentées, l'*hydromel*, le *poiré*, l'*eau-de-vie*, le *rack*, le *schnick*, le *kirchwasser*, le *rhum*, le *tafia*, le *punch*, et toutes les *liqueurs*, suivant qu'elles ont une saveur plus ou moins forte, conviennent plus ou moins aux femmes. Elle s'en abstiennent le plus souvent, et n'usent parmi les vins que de ceux qui contiennent le moins d'alcool.

La *limonade*, l'*orangeade*, l'*eau de groseilles*, et l'eau mêlée de tous les *sirops rafraîchissants* ne peuvent pas convenir comme boisson habituelle. Ils sont très-utiles pendant les grandes chaleurs, dans les bals ou encore dans les inflammations légères, et les pertes trop abondantes : c'est dans ces cas seulement qu'on doit en faire usage.

L'*orgeat* ne peut être digéré par certains estomacs ; on ne doit jamais en prendre pendant la digestion.

Le *thé* est une boisson salutaire dans les climats où les saisons sont froides et humides, mais il a l'inconvénient d'exciter beaucoup le système nerveux des personnes irritables, elles doivent toujours y mêler de la crème.

Le *café* convient aux tempéraments lymphatiques, aux constitutions molles et apathiques, et aux vieillards ; il nuit à presque toutes les femmes, et cause des palpitations, des insomnies et presque toutes les maladies nerveuses.

SYSTÈME ÉCONOMIQUE.

J'ai connu, à Paris, une famille composée de 4 personnes qui vivait très bien et dont l'aisance augmentait graduellement, et cependant le chef de cette famille ne gagnait que 1,500 fr. par an. Voici :

On ne faisait de cuisine qu'une fois par jour, pour la préparation du dîner ; le lendemain, on déjeûnait avec les restes ; il arrivait même qu'on dînait une deuxième fois avec la préparation de la veille. Il suffisait de deux heures de cuisine en deux jours : c'était là une belle économie de temps et de combustible.

Point de lever matinal comme chez sa voisine pour aller acheter lait, café, sucre, beurre, etc., allumer le feu, préparer le café au lait, servir le déjeûner, faire chauffer de l'eau, laver et essuyer la vaisselle, remettre tout en place ; travail qui commençait à sept heures et finissait à peine à midi.

L'intelligente ménagère allait faire sa provision à l'heure qui lui convenait le mieux ; à cinq heures la petite famille se mettait à table.

Dans un lieu réservé étaient jetés les écorces d'oranges, les pelures et les noyaux de fruits, les coquilles de noix et généralement tous les résidus susceptibles d'être brûlés ; l'hiver venu, la famille trouvait là une vingtaine de boisseaux de combustibles odorants.

L'alimentation de cette famille était simple, saine, confortable et très économique ; chaque année une certaine somme était déposée à la caisse d'épargne.

Dans la famille voisine, avec des moyens pécuniaires et des charges identiques, on avait peine à vivre, la gêne était continuelle, et les maladies plus fréquentes, mais aussi la *vie était moins bien ordonnée* que dans notre famille modèle.

(Extrait de la Cuisinière hygiénique.)

Un vol. prix 1 fr., *franco* 1 fr. 20 c. — Paris, DESLOGES, 4, rue Croix-des-Petits-Champs.

BIBLIOTHÈQUE ARTISTIQUE, ETC.

à 1 fr. le volume et 1 fr. 30 c. franco.

—◇—

La miniature, 1 vol. in-8 avec planche d'étude.

Le paysage et l'ornement, 1 vol. in-8 orné de planches d'étude.

Le pastel, 1 vol. in-8 orné de planches d'étude.

Le dessin, 1 vol. in-8 avec planche d'étude.

La peinture à l'huile, 1 vol. in-8 avec planches d'étude.

L'aquarelle, 1 vol. in-8 orné de planche d'étude.

Le modelage, 1 vol. in-8 orné de planche d'étude.

La photographie, 1 vol. in-8.

Traité de coloris.

Peinture sur papier de riz, 1 vol. avec planche d'étude.

Manuel artistique et industriel contenant les Traités de DESSIN industriel, de Morphographie, des Ombres, Hachures et Estompes, de Géométrie, etc., avec 22 planches d'étude.

Traité de taxidermie, ou l'Art de mégir, de parcheminer, d'empailler, de monter les peaux de tous les animaux, de prendre, préparer et conserver les Papillons et autres Insectes, précédé des procédés GANNAL. — 4ᵉ édition.

Manuel du commerçant, Tenue des livres en partie double et simple.

Devoirs des Enfants et des Jeunes Gens, par P. Vattier. 1 vol. in-12.

Traité de patinotechnie, ou l'Art de patiner, par A. Covilbeaux, professeur attaché à l'instruction publique. 1 vol. grand in-18, orné de 15 belles lithographies.

Manuel du savoir-vivre, ou l'Art de se conduire selon les convenances et les usages du monde dans toutes les circonstances de la vie et dans les diverses régions de la société, par Meilheurat. — 1 vol. . . . . . **1 fr.**

Peinture lithochromique, ou Imitations sur toile, et l'Art de donner aux objets dessinés au crayon, à l'estompe, aux lithographies, gravures, etc , l'apparence d'une peinture à l'huile, suivie des procédés pour peindre et décalquer sur le bois et les écrans et d'obtenir, avec un petit nombre de couleurs, toute espèce de nuances. — 5ᵉ édition. 75 c.

Peinture orientale, ou l'Art de peindre sur papier, mousseline, velours, bois, et de décalquer sur verre. — 3ᵉ édition, grand in-18. . . . . 75 c.

La science de Monsieur le Curé. — 1 joli vol. . . . . 50 c., *franco* 70 c.

Les mystères du Presbytère et de la vie religieuse, par le solitaire.— 1 vol. in-18. .   **1 fr.**

L'amour maternel, édition revue, corrigée et enrichie de notes, par Millevoye. — 1 vol. grand in-18, orné de 6 jolies gravures sur acier, au lieu de 3 fr. . .   1 fr. 25 c., *franco* **2 fr.**

Le Duel du Curé, charmante nouvelle tirée d'un épisode de 1848, par M. Dechatelus. — 1 vol. grand in-18. . . . .   **1 fr.**

Le joyeux Chansonnier du jour des noces, pour fêtes, baptêmes, etc.—Chansons pour tous les corps d'état et toutes les positions sociales, par Charles Chabot. — 1 joli vol. de poche. . . . . . 1 fr., *franco* **1 fr. 20 c.**

Fleur de mai, par Mme Harriet Beecher Stow, auteur de l'*Oncle Tom.* 1 vol. grand in-8.. . . . .   **75 c.**

1857. Almanach du Savoir-vivre, ou l'Art du bon ton de l'élégance et de la politesse. — 1 vol., prix. . . . .   **50 c.**

—   **Almanach du Bonheur,** ou l'Art d'être heureux dans tous les temps et toutes les époques de l'existence. — Joli vol. illustré.. . . . . . .   **50 c.**

—   **Almanach des Jeux d'esprit,** par Arnal, Bardoux, Brindeau, Léo, Levassor, L. Lurine, Méry, Nadar, Ponchard, Ravel, Rossini, Véron, Vernet, Viennet et Marc-Constantin. — 1 joli vol. illustré. . . . .   **50 c.**

1857. Almanach de l'Oiseleur, ou l'Art de prendre, d'élever, d'instruire les oiseaux en volière, en cage ou en liberté; suivi de l'Art de les empailler et de la Loi sur la chasse. — 1 vol. illustré . . . . 50 c.

— **Almanach de la Jeunesse,** ou l'Art de faire honorablement son chemin dans le monde . . . . . . 50 c.

Manuel de la jeune Femme . . . . . . 1 fr.

L'Éleveur de chevaux. — 1 fort vol. sur 2 colonnes de texte orné de planches . . . . 10 fr.

Traité des Chevaux ardennois . . . . 1 fr.

Géométrie populaire . . . . 1 fr.

L'Art d'élever les Vers à soie. — 1 vol. in-8º, 3e édition, Lyon . . . . 4 fr.

Cours de Mathématiques, par A.-S. de Montferrier. — 2 vol. . . . . 8 fr.

Bibliothèque chirurgicale. — 1 vol. de 882 pages compactes . . . . 5 fr.

Manuel pratique de Bandage. — 1 vol. 2 fr.

L'Art d'imprimer sur pierre, ou de la Lithographie. — 1 vol. . . . . 1 fr.

Traité des Poids et Mesures . . . . 1 fr.

Argenteuil. — Imp. WORMS & Cie.

www.ingramcontent.com/pod-product-compliance
Lightning Source LLC
Chambersburg PA
CBHW061556050726
47595CB00009B/3839